ÉTUDE

SUR LES ÉPIDÉMIES

De Croup, d'Angine couenneuse,

DE

FIÈVRE TYPHOÏDE,

ET DE

DYSENTERIE

Qui ont sévi dans le département de la Dordogne en 1859,

PAR LE DOCTEUR

Télèphe P. DESMARTIS,

(DE BORDEAUX).

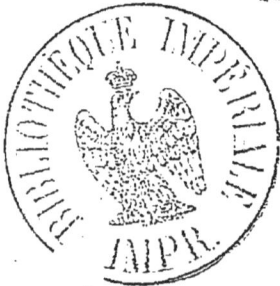

❧ ⦿⦿⦿⦿⦿⦿ ❧

BORDEAUX,

TYP. Vᶜ JUSTIN DUPUY ET COMP., RUE GOUVION, 20.

—

1859.

1860

ÉTUDE

SUR LES

Épidémies de Croup, d'Angine couenneuse

DE

FIÈVRES TYPHOÏDES

et de

DYSENTERIE.

QUI ONT SÉVI DANS LE DÉPARTEMENT DE LA DORDOGNE EN 1859.

———————

I.

Les épidémies circonscrites et localisées ont été nombreuses durant l'année qui vient de s'écouler; heureusement que peu d'entre elles, il faut le reconnaître, ont eu de la gravité. C'est même un fait digne d'attention, qui semble se généraliser. Ces grands fléaux, qui décimaient l'espèce humaine, semblent avoir fléchi sous les efforts combinés de la science, d'une administration éclairée; en un mot, du progrès social qui, de plus en plus, compte sérieusement avec les exigences de l'hygiène.

Les pestes, les courants de variole, les invasions du choléra qui ravageaient non seulement des provinces, mais des royaumes entiers sont de moins en moins à craindre.

Espérons que bientôt elles n'existeront plus que dans la tradition, comme les funestes attributs d'un autre âge.

Cependant ces épidémies localisées n'ont été anodines que relativement, si nous les comparons à ces grandes crises d'une autre époque. Bien des contrées ont été douloureusement éprouvées, entre autres l'arrondissement de Bergerac, et surtout le chef-lieu.

II.

La petite ville de Bergerac, l'une des plus riches et des plus populeuses du département de la Dordogne, est pittoresquement située sur les deux bords de la rivière qui donne son nom à ce département.

Il est peu de localités, en France, dont le séjour soit aussi agréable. Son territoire fertile offre à profusion tous les fruits du midi; un vin incomparable et trop peu connu mûrit sur ses côteaux; la truffe germe dans ses bois peuplés de gibier. La nature ne lui a rien refusé et en a fait une des plus heureuses contrées des climats tempérés. On y trouve jusqu'à des sources minérales à Panassou, Bardinaret, Ginestel, l'Isle et la Rochelière. — Les mœurs des habitants semblent avoir subi l'empreinte de ces conditions favorables : elles sont affables, franches et remplies d'entrain gaulois. Un grand nombre d'entre eux ont acquis une juste célébrité, dans les armes et dans les lettres. Le Périgord compte au nombre de ses grandes illustrations l'auteur des *Essais* et son ami Laboëtie; ils avaient été précédés par Bertrand de Born, le Tyrtée du moyen-âge, qui réveilla l'amour de la patrie parmi les populations accablées sous le joug de l'étranger; Fénélon, l'honneur de l'épiscopat français; les maréchaux de Biron, les de Caumont, et le tant regrettable Bugeaud; le savant Jean Rey, qui ouvrit aux Lavoisier et aux Gay-Lussac la voie où ils ont fait leurs magnifiques découvertes; Cyrano de Bergerac, etc., etc. Il serait trop long de mentionner ici tous les hommes de ce pays qui ont joui d'un éclat historique, nous en passons. Citons seulement de Maine de Biran, philosophe et homme d'état; le capitaine de vaisseau Desmartis (1); Daumesnil, l'héroïque défenseur de Vincennes; les de Beaumont, les de Beaupuy, les Dupavillon, les de Morand, etc., etc.

III.

Les diverses épidémies qui ont sévi successivement à Bergerac et dans les environs, durant l'année 1859, sont les angines multiformes, les fièvres graves et les dysenteries. Elles ont été particulièrement infectieuses; leur apparition, dans ce pays, a d'autant plus marqué qu'elles n'avaient eu aucun précédent durant les années antérieures. Il faut remonter à 1811 pour trouver les traces d'une de ces crises morbides qui frappent les populations. A cette époque, les prisonniers Espagnols propagèrent une épidémie infectieuse dont l'effet fut très-violent : c'était une espèce de typhus; mais il n'était dû qu'à une circonstance essentiellement accidentelle qui ne mit aucunement en cause la salubrité locale. En dernier lieu il n'en a pas été ainsi; cette succession rapide d'épidémies infectieuses ont fait que chacun s'est demandé si la salubrité originaire n'avait pas été modifiée dans un sens fâcheux, et, s'il n'était pas à craindre désormais que la population ne se trouvât sous le coup du retour régulier de ces fléaux ?

C'est ce que nous allons examiner, après avoir parlé des épidémies qui ont régné cette année ainsi que de leur puissance morbide.

---

(1) J. Desmartis fut Maire de Bergerac en 1792. « Il commandait le *Jemmapes* au combat d'Ouessant, en 1798, et mourut en héros dans cette funeste journée. » (*Discours sur les célébrités du Périgord*, par Sauveroche).

IV.

PREMIÈRE ÉPIDÉMIE.

Angines gutturales protéennes.

Les maladies anormales, qui ont régné cette année à Bergerac, ont débuté par des affections croupales et des angines multiformes.

Comme cela arrive chaque hiver, sous l'influence du froid et de l'humidité, il s'est développé des affections catarrhales de toute nature, telles que des bronchites, des laryngites, des amygdalites, des angines gutturales diverses, des grippes, etc. Mais elles ont presque toutes, et avec promptitude, revêtu un caractère de malignité qui a parfois causé la mort.

Ce n'est pas sans surprise qu'on a vu trop fréquemment de simples grippes amener en peu de jours ce funeste résultat, et, ce n'est pas sans raison qu'on a pensé que, spécialement, cette maladie n'était pas une inflammation simple, élémentaire, mais bien une intoxication par l'absorption de miasmes particuliers. Simultanément des angines couenneuses et des croups se sont manifestés en assez grand nombre : leur effet a été en raison directe de la résistance vitale du sujet. Elles ont sévi de préférence les unes sur les enfants, les autres sur les adultes; le croup sur les premiers, l'angine sur les personnes plus âgées.

Une scission assez tranchée a existé dans l'honorable corps médical de Bergerac; cette scission s'explique par le fait d'observations plus ou moins nombreuses de l'une ou l'autre de ces maladies, faites séparément dans sa clientèle par chacun de ces médecins. Ainsi, il est arrivé que certains de nos confrères, qui avaient eu à soigner beaucoup de grippes ou d'amygdalites, ont admis cette constitution médicale, tandis que ceux qui avaient eu à traiter un plus grand nombre d'angines ont cru que c'était là la forme fondamentale de l'épidémie. Ils avaient individuellement raison, eu égard au point de vue auquel ils avaient été placés; mais ce qu'aucun d'eux n'a méconnu, c'est que cette année, par suite de conditions particulières, le germe épidémique est venu surajouter aux éléments normaux des affections du type catarrhal.

Dans un travail récent (1859) qui a pour titre : *Observations sur l'épidémie d'angine couenneuse qui règne dans le département des Landes,* nous avons émis notre manière de voir sur cette terrible maladie et sur ses congénères; nous n'y reviendrons pas.

A Bergerac, comme partout, la sagacité des médecins s'est épuisée à chercher un spécifique; mais aucun agent n'a paru militer plutôt que tel ou tel autre en faveur de la guérison. Nous dirons seulement que le tartre stibié, à haute dose, d'après la méthode Rasorienne, n'a jamais réussi. Au contraire, ainsi que nous l'avons vu dans un grand nombre de cas semblables, elle a eu de déplorables résultats.

Le calomel, d'après ce que nous ont dit plusieurs médecins du département de la Dordogne, a occasionné des accidents fort graves. Ceci vient encore confirmer notre manière de voir, également basée sur l'expérience, et on a dû renoncer à l'emploi de ce médicament.

A propos du calomel, nous sommes loin de vouloir jeter un blâme sur les pharmaciens de ces localités; au contraire leurs officines nous ont paru remarquablement bien tenues. Qu'on nous permette une simple observation. En général, on donne trop souvent du *précipité blanc* pour du *calomélas à la vapeur;* ces produits sont bien tous deux du proto-chlorure d'hydargyre, mais ils s'obtiennent par des procédés différents et leur action sur l'économie est plus active chez l'un que chez l'autre.

Le précipité blanc étant préparé avec le proto-azotate de

mercure et le chlorure de sodium, retient toujours un peu de ce dernier sel, qui le rend légèrement soluble, *il est infiniment plus actif ;* et d'après tous les praticiens on ne l'emploie guère qu'à l'extérieur. Il ne doit donc jamais être substitué au calomélas à la vapeur. C'est pourtant ce qui a lieu maintefois.

Un confrère a tenté, à Bergerac, dans ces circonstances difficiles, le traitement par l'hydrothérapie ; et, chose fâcheuse, il n'aurait pas obtenu les résultats désirés. On est parti de là pour l'attaquer, lui et son système, avec beaucoup d'aigreur. Que l'hydrothérapie n'ait pas réussi en cette circonstance, c'est possible ; mais l'on ne saurait ignorer que Græffemberg est devenu l'hôpital des incurables du monde entier, et, qu'en réalité, des cures vraiment miraculeuses sont dues au protoxyde d'hydrogène.

La trachéotomie a été habilement pratiquée par plusieurs confrères de Bergerac. Suivant l'ordinaire, la mort est arrivée après l'opération. Nous croyons cette opération d'autant plus inutile que, selon nous, — et nous ne sommes pas les seuls, — la mort a lieu plutôt par intoxication que par suite d'asphyxie. — S'il y a doute, sur ce point, en ce qui concerne le croup, il ne saurait y en avoir pour l'angine. Dans ce dernier cas, le malade est très-souvent emporté, alors qu'il n'y a que quelques traces de matière pultacée sur les amygdales, et bien que la respiration s'opère facilement.

V.

Prophylaxie et transformations morbides.

Dans l'état actuel de la science, la seule prophylaxie est l'hygiène. Son influence est incontestable : la preuve, c'est que les classes inférieures de la société qui en négligent complètement les lois salutaires sont celles où les épidémies font le plus grand nombre de victimes. L'épidémie dont il s'agit nous a permis, une fois de plus, de faire cette remarque.

On a dit que les angines couenneuses-croupales ne sont que des éruptions refoulées de l'extérieur à l'intérieur, et partant de cette théorie on a préconisé les frictions d'huile de *croton tiglium*. En effet, ces angines gutturales n'étant que des protées de la rougeole, de la scarlatine, des fièvres éruptives, il y a lieu d'espérer que les moyens prophylaxiques issus de ces exanthèmes cutanés puissent agir également sur les efflorescences de la membrane muqueuse du larynx. Donc, la belladone et les solanées qui, ingérées, provoquent des éruptions artificielles et qui sont un préservatif des fièvres éruptives, devraient être essayées comme agent immunitaire des maladies croupales.

Cette théorie n'est pas sans avoir des analogies. Ainsi une des brillantes personnifications scientifique (1) de notre époque a touché à cette question dans un travail ayant pour titre : *Efflorescence ou exanthème cutané et des exanthèmes des membranes muqueuses, envisagés sous le point de vue de leurs causes, de leurs agents physiologiques, thérapeutiques et pathologiques, et de leur traitement.*

Ne voit-on pas encore les malades atteints de catarrhes chroniques dire que leurs souffrances internes ont été précédées de dartres effacées ? Le docteur Liégey, qui a fait d'ingénieuses observations sur les expansions morbides à la périphérie du corps, et sur leurs rétrocessions, a parfaitement compris que le zona et les dermatoses pouvaient donner naissance à des névralgies nerveuses pyrétiques ou apyrétiques.

La science possède des exemples de phthisie incurable par les agents thérapeutiques, qui ont été guéries par la variole. Ces transformations morbides sont nombreuses dans leurs sens avantageux ; elles sont ce que les anciens appelaient des crises heureuses. Beaucoup de maladies sont donc

_____

(1) Le Docteur Trousseau.

protéennes; un changement de forme peut donc les rendre rebelles ou faciles à guérir.

Qui sait si à Bergerac, par exemple, ce n'est pas une seule et même cause qui, modifiée par des conditions de température, de météorologie, d'électricité, d'hygrométricité, d'ozone plus ou moins abondant, n'a pas produit successivement des épidémies d'angines graves, de fièvres malignes et de dysenteries, maladies qui ont pour caractère commun d'être infectieuses?

VI.

DEUXIÈME ÉPIDÉMIE.

Fièvres dites typhoïdes.

Lorsque la saison d'hiver a été finie, avec la température froide se sont dissipées les maladies particulières à ces époques qui s'étaient formulées dans leurs acceptions la plus grave. Mais l'élément infectieux n'ayant rien perdu de son intensité, il n'y a eu qu'une simple modification dans la manifestation de l'épidémie. Elle a réagi sur les affections qui sont le cortége ordinaire de cette nouvelle saison. Les fièvres intermittentes printanières, simples de leur nature, se sont compliquées de la malignité persistante et régnante : il y a eu rémittence, intercurrence, fièvre continue, et, suivant la disposition du sujet, état typhoïde, ataxique ou adynamique.

Cependant, ainsi que nous l'a dit le docteur de Larue, habile et sagace observateur, il y a eu moins de fièvres typhoïdes proprement dites qu'on ne le suppose.

On a peut-être eu tort de ranger sous cette dénomination d'autres espèces de fièvres.

Nous sommes assez porté à croire que la fièvre typhoïde

est due à un état septique de toute l'économie, causée par des miasmes agissant sur les ganglions lymphatiques, comme dans le typhus, mais à un degré bien plus faible.

Nous croyons, de plus, que c'est à la suite de l'action de ces effluves sur le système lymphatique que se développent les glandes de Peyer, les follicules de Brunner, les altérations de la muqueuse de tout le tube intestinal, et que, consécutivement, la phthisie peut se produire à la suite de bronchites, d'abord simples en apparence.

En ce qui touche ce dernier phénomène, on a dit que la fièvre typhoïde est une variole interne; cela explique comment cette maladie peut dégénérer en phthisie. C'est le fait d'une répercussion qui trouble l'éruption intestinale (1).

Si la variole a pour caractère distinctif d'apparaître à la surface cutanée, la fièvre typhoïde, lorsqu'elle n'est pas contrariée dans sa marche par des complications ou une médication inopportune, a pour signes propres des plaques, des rougeurs ou des érosions dans le tube intestinal. Ces traces sont toutes des altérations de même nature à des degrés différents.

Ce n'est donc pas sans quelque raison que l'affection typhoïde a été appelée variole interne, éruption intestinale, entéro-mésentérite, entérite-septicémique, entérite-folliculeuse, gastro-entérite, dothinentérie.

Ces diverses appellations devraient même être préférées à celle de fièvre typhoïde, ne serait-ce que pour ôter tout prétexte de faire ingérer du quinquina ou du sulfate de quinine aux malades.

Lorsque le diagnostic ne révèle pas des altérations intestinales, on se laisse trop souvent abuser, en supposant que le mal ne doive pas s'épanouir dans l'abdomen, son

---

(1) La variole produirait les mêmes effets ou la mort s'il y avait répercussion; tandis que quand elle se développe d'une manière convenable, elle peut, comme nous l'avons dit ailleurs, annihiler la phthisie ou d'autres maladies préexistantes.

siége préféré ; il faut alors craindre qu'il n'y ait eu répercussion, et que la maladie, détournée dans son cours normal, n'agisse sur d'autres viscères, sur le poumon., sur le
cœur, sur le cerveau; de là, et par métastase, les pneu-
monies typhoïdes, certaines phthisies, des altérations dans
l'état de la circulation, les paralysies, la folie durable ou
passagère. Toutes ces maladies, en effet, sont très-fréquen-
tes après l'affection typhoïde ; il en est alors comme dans ces
cas de variole, de rougeole, de scarlatine, etc., etc., où
l'éruption est très-faible, à peine apparente, tandis que les
symptômes généraux causés par l'action virulente sont très-
violents.

C'est en vertu des mêmes lois qu'aux époques d'épidémies bien des malades offrent tous les symptômes généraux
de la fièvre éruptive régnante, sans aucun bouton caracté-
ristique. Il faut donc admettre que, dans ces cas anormaux,
le principe morbifique ne peut se faire jour, ou qu'après
avoir fatigué l'économie, il se trouve instantanément éli-
miné sous forme de crises par les excreta.

Si cette élimination n'a pas lieu, toutes les conséquences
métastiques sont à redouter.

Le traitement à suivre dans les cas de ce genre semble
indiqué par la nature elle-même qui provoque des épis-
taxis actives ou passives, des nausées, des vomissements, de
la diarrhée, etc. ; alors, disons-le bien haut, que l'on n'équi-
voque pas, sous prétexte d'une dénomination fallacieuse ;
que le mot fièvre, improprement appliqué aux affections typhoïdes, n'autorise pas l'usage de la quinine si pernicieuse
dans l'espèce. Le quinquina est l'élément spécifique contraire à la périodicité, à l'intermittence; or, remarque-
t-on ces phénomènes dans les affections typhoïdes?

Il importe, dès les commencements, de prévenir la consti-
pation par l'emploi du calomel et d'autres purgatifs, afin de
faciliter les excreta morbides. Ces moyens préliminaires
nous ont réussi pour faire suivre à la maladie son cours
régulier exempt de complication. Aux purgatifs, nous pré-

férons encore les lavements comme fatigant moins l'organisme fortement éprouvé. Il n'est pas rare, même au commencement de la convalescence, de voir survenir les plus sérieux accidents à la suite de purgatifs. Les intestins, qui participent alors à l'affaiblissement général, n'ont aucune réaction spécifique; ils s'imbibent, *par pénétration*, comme une éponge, et le malade meurt empoisonné.

On doit donc se défier de cette absorption après de longues maladies et même lorsque le sujet entre en convalescence.

Ces quelques mots sur la fièvre typhoïde nous ont paru opportuns, parce qu'on ne saurait trop préciser les signes caractéristiques de cette maladie que l'on signale plus souvent qu'elle n'existe en réalité. On est aujourd'hui beaucoup trop typhomane, comme pendant un certain temps on a été par trop syphiliomane,

Les fièvres dites typhoïdes sont trop souvent confondues avec l'état ataxique ou l'état adynatique. D'autres fois, on a été abusé par le fait de ne pouvoir constater l'élément périodique, comme cela arrive fréquemment quand on a à faire à des fièvres doubles-quotidiennes ou à ces fièvres sextanes, septanes, etc.; alors on laisse écouler un certain temps sans prescrire d'anti-périodiques, et les intermittences, au lieu d'être franches, deviennent erratiques, rémittentes, subintrantes. Il est fâcheux, dans ces circonstances, qu'on n'ait pas usé de sulfate de quinine.

A Bordeaux et dans les environs, toutes ces fièvres ont été assez communes cette année; et, chose remarquable, elles ont résisté au sulfate de quinine ainsi qu'à la salicine (1) à haute dose qui nous avait si bien réussi en d'autres fois.

L'Esculine n'a pas non plus enrayé ces fièvres; mais l'extrait d'*Inula dysenterica* que nous faisions prendre en pilule de 30 centigrammes, toutes les deux heures, a eu un succès marqué.

---

(1) Cinq grammes par jour : à prendre moitié le matin, moitié le soir dans une tasse de café pur, sucré.

VII.

TROISIÈME ÉPIDÉMIE.

Dysenterie ([1]).

D'après les documents qu'ont bien voulu nous communiquer les Docteurs Limousin et Dussumier sur la troisième manifestation épidémique, observée cette année à Bergerac, c'est le 30 juin que se présenta le premier cas de dysenterie. Depuis lors, jusqu'en octobre, cette maladie a sévi avec plus ou moins d'intensité. Selon ces deux honorables confrères, ce flux intestinal survient presque toujours sans prodrôme, sans diarrhées préliminaires, presque subitément. Les malades éprouvaient de vives douleurs de ventre, du ténesme, expulsion peu abondante de mucosité sanguinolente, sans trace de matières fécales, inodores le plus souvent, ou d'odeur spécifique, mais ne rappelant en rien l'odeur stercorale.

Chez tous les sujets cette affection avait la même forme : les cas ne différaient entre eux que par la plus ou moins grande intensité des souffrances, la plus ou moins grande fréquence des selles. Le pouls variait de 80 à 120.

Les enfants du plus bas âge ont été cruellement frappés. Quel que fût le traitement employé, la majorité périssait, et la mort était souvent précédée de convulsions.

Le docteur Dussumier a observé deux cas d'hémorrhagie intestinale mortelle.

Chez les femmes, la dysenterie provoquait l'apparition

---

(1) Beaucoup d'auteurs disent dyssenterie ; c'est une erreur. Ce mot a pour étymologie δυς avec peine, difficilement, et εντερον intestin ; il faut donc écrire dysenterie. Nous faisons cette observation pour répondre à ceux qui ont paru étonnés d'entendre dire dysenterie.

des règles, bien que l'époque normale fût encore éloignée. Le docteur Cayla a vu, chez plusieurs femmes enceintes, la dysenterie occasionner l'avortement.

Enfin, chez les adultes elle était suivie de douleurs rhumatismales, souvent d'hydarthrose des articulations fémoro-tibiales, et, chez les enfants, d'anasarque avec décoloration de la peau, sans albumine dans les urines. Le docteur de Larue a observé que la dysenterie, chez les enfants, frappait de préférence ceux qui étaient déjà fatigués par la dentition, comme si le génie épidémique avait besoin d'un organisme affaibli pour pouvoir mieux s'y greffer et y exercer ses ravages sous une forme quelconque.

De son côté, le docteur Dussumier a fait des observations qui viennent à l'appui de la théorie de la commune origine des diverses maladies qui, en 1859, ont réagi sur la santé publique de Bergerac. Il a constaté que c'est précisément dans les mêmes quartiers de ville où les angines et les fièvres intermittentes avaient été précédemment plus nombreuses que les cas de dysenterie ont été aussi les plus fréquents.

La preuve que les diverses affections morbides dérivaient de la même source, qu'elles étaient issues du même élément épidémique, c'est qu'on a vu parfois un même sujet successivement assailli, suivant la saison, par des affections croupales, les fièvres graves et les dysenteries.

Évidemment, le milieu ambiant, les conditions habituelles étaient changées dans cette localité par un *quid ignotum*, et l'épidémie cherchait partout un *stratum* convenable sur le terrain humain, pour porter tout au pire et n'abandonner le sujet qu'après une lutte acharnée. Ainsi plusieurs de nos confrères ont vu des enfants à peine convalescents de la dysenterie, infectés de gangrène de la bouche.

Parmi des faits nombreux, il est à remarquer que les deux pensions de jeunes gens, situées en ville, n'ont eu que très-peu de malades; que celle de jeunes filles n'a aucunement été atteint par l'épidémie, et que dans l'établissement du petit séminaire, situé hors ville, la section des petits n'a eu qu'un seul malade, celle des moyens que quatre ou cinq, tandis que dans celle des grands, presque tous les élèves ont été atteints de dysenteries violentes, quelques-uns sont morts dans l'établissement, d'autres hors de ce local et ont contribué à propager l'épidémie.

Les docteurs Dussumier et Limousin nous ont également mentionné des faits qui prouvent jusqu'à quel point la dysenterie peut être infectieuse : ainsi, le 15 juillet, un père de famille a la dysenterie, sa fille et sa femme lui donnent des soins assidus, il guérit; mais, le 18, la fille tombe malade de la dysenterie, et, à deux ou trois jours d'intervalle, la mère et deux jeunes enfants éprouvent les mêmes accidents.

Autre fait : Dans une maison, un enfant meurt de la dysenterie; la femme qui lui donne des soins est prise par la même maladie, le mari de cette dernière ne tarde pas à en être atteint.

Nous passons une série d'observations qui tend à établir l'infectiosité comme les précédents.

La mortalité en temps normal est à Bergerac de 20 par mois ; cette année, en juillet, elle a été de 45, dont 28 au-dessous de 10 ans ; en août, de 94, dont 56 au-dessous de 10 ans; en septembre, de 45, dont 21 au-dessous de 10 ans.

Le chiffre le plus élevé de la mortalité a coïncidé avec la température la plus chaude.

Notons qu'en octobre, jusqu'au 30 inclusivement, il y a eu 44 décès, chiffre qui est bien au-dessus de la moyenne.

Il est à remarquer, quoique la mortalité soit relativement diminuée, que les trois épidémies existent en réalité simultanément. Toutefois, par suite du changement de saison et de l'adoucissement de la température, les dysenteries sont moins fréquentes : ce qu'il en reste est en quelque sorte le solde de l'été; mais l'infectiosité existe toujours et elle vient intercurremment, comme nous l'avons déjà dit, s'ajouter aux fièvres automnales en revêtant la forme typhoïde ou bien se greffer sur des rhumes et produire des affections angineuses croupales.

VIII.

D'après nos confrères aucun des moyens employés chez les enfants n'a réussi dans les cas de dysenterie. — Chez les adultes, l'opium et les purgatifs sont les agents qui ont paru donner le plus grand nombre de résultats heureux; mais le sous-nitrate de bismuth, l'ergotine, l'azotate d'argent n'auraient nullement réussi.

La salicaire, qui avait été vantée comme un spécifique, n'aurait pas donné de meilleurs résultats. Nous nous permettrons de répondre à ce sujet qu'en plusieurs endroits et précisément à Bergerac, certaines personnes ont employé toute autre plante en croyant se servir de la salicaire.

Ainsi, dans cette localité, des personnes atteintes de dysenterie nous ont montré les plantes dont elles se servaient en croyant faire usage de la salicaire; nous avons reconnu deux Eupatoires : l'Eupatoire Chanvrin (Origan des marais, Eupatorium Cannabinum. Linn.—E. Trifoliatum. Habl.), et l'Eupatoire Bident (Chanvre aquatique, Bidens Tripartita (Linn.).

Ces deux plantes se trouvent dans les lieux humides comme le salicaire, et c'est sans doute ce qui a causé l'erreur.

La salicaire, que l'on appelle Lysimachie rouge, et dont les noms scientifiques sont Lythrum salicaria. (Linn.), Salicaria spica (Lamk), Salicaria vulgaris (Mœnch.), en décoction à haute dose, très-concentrée, a une réelle efficacité contre la dysenterie. On doit dè préférence employer les sommités fleuries.

Il est très-fâcheux que l'exoticomanie moderne ait prévalu contre l'usage de bien des plantes indigènes, dont plusieurs ont des applications salutaires. Nous citerons, entre autres, une de ces plantes que nous avons très-heureusement uti-

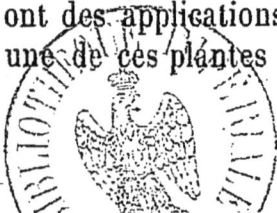

lisée contre la diarrhée et la dysenterie, ainsi que dans la première période du choléra, c'est l'Inule dysentérique, (1) Inula dysenterica (Linn.) (2).

L'illustre Linné (3) avait précisément dénommé cette Inula, *dysenterica*, parce que les Russes l'avaient employée avec succès dans une épidémie dysentérique dont leur armée avait eu beaucoup à souffrir pendant une expédition contre la Turquie.

A St-Loubès, où mes aïeux ont exercé la médecine depuis des siècles, elle a été popularisée par mon grand'père, le docteur Cazenave de Mont-St-Pé, qui, dans des notes que j'ai sous les yeux, parle de l'herbe Saint-Roch comme étant le plus puissant remède contre les diarrhées et les dysenteries épidémiques.

En 1854, lors de l'épidémie du choléra à Bordeaux, nous nous sommes servi de l'Inula dysenterica avec le plus grand succès, soit dans les diarrhées prodromiques du choléra, soit au début de cette maladie.

Nous l'employons surtout en décoction très-concentrée : soixante grammes au moins par litre d'eau (4) en boissons et en lavements.

Le *Polygonum Aviculare*, plante plus abondante encore, nous donna également de bons résultats.

---

(1) Sur les propriétés médicinales et les usages de quelques plantes indigènes, par le Docteur Télèphe P. Desmartis, (*Revue thérapeutique du Midi*, tom. XI, année 1857, page 79.

(2) Les noms synonymiques sont Inula Britanica (Pall.) — J. Conysea (Lamk.) Aster dysentericus (Scop.) Aster undulatus (Mœnch.) — Pulicaria dysenterica (H. Bass.) Aster automnales conysea pratensis (B.)—Aunée dysentérique, Conyse des près, Conyse moyenne, Inule tonique, herbe de Saint-Roch. Les paysans du département de la Gironde l'appellent Mentraste.

(3) Linn., *Flor.*, succ., pag. 294.

(4) Nous avons aussi employé le suc *exprimé*; les extraits alcoolique ou aqueux et l'œnolé.

Nous regrettons que ces plantes vulgaires n'aient pas été administrées comme remède aux dysentériques du département de la Dordogne; les enfants surtout s'en seraient bien trouvés; car l'opium qui a été employé avec assez de succès chez les adultes a, dit-on, produit des effets désastreux chez les enfants. Ceci ne nous étonne nullement : l'opium, ce remède héroïque en bien des circonstances, est un poison des plus violents dans la médecine enfantile. Nous avons vu quelques gouttes de laudanum en lavement occasionner une mort soudaine.

Les journaux de médecine contiennent de nombreux exemples à l'appui de ce que nous disons.

Si les enfants sont rebelles à prendre la décoction d'inula parce qu'elle est amère, on leur fait avaler sans difficulté celle de salicaire et de renouée. (1).

Nous ne sommes pas les seuls qui ayons employé avec succès ces plantes bienfaisantes. Précisément, à la même époque où nous l'utilisions avec tant d'avantage, le docteur Gosseaume de Chatenay (2), communiquait à l'Académie un travail ayant pour titre : *Efficacité de la renouée des oiseaux* (Polygonum avicular), *dans le traitement du choléra.*

L'action des agents thérapeutiques prouve, quelquefois, une source autochthone, une sorte de communauté d'origine dans les maladies. Il est ainsi assez remarquable de voir l'inula réussir tout à la fois contre la dysenterie épidémique et contre certaines fièvres.

---

(1) Sur les propriétés médecinales et les usages de quelques plantes indigènes. — *(Revue thérapeutique du Midi)*, tom. XI, année 1857, pag. 139.

(2) Communication faite à l'Académie de Paris, dans la séance du 10 octobre 1854.

IX.

Étiologie.

D'après le dernier dénombrement, la population urbaine de Bergerac est ainsi répartie :

Population agglomérée 7,605
Population éparse. 3,270
—————— 10,875
Population flottante. 438
———————————
Total général. 11,313

Pendant les cinq dernières années qui viennent de s'écouler, voici quel a été le nombre des naissances et des décès :

	naissances.	décès.
1854.	278	246
1855.	292	340
1856.	281	306
1857.	306	284
1858.	269	310

Ce qui fait en moyenne 285 naissances et 297 décès.

Durant l'année critique de 1859, en février, mars et avril, il ne s'est produit rien d'extraordinaire; en mai, le nombre des décès est même descendu au-dessous du chiffre moyen ; en juin, il ne se manifeste rien de particulier.

Notons, toutefois, que depuis le commencement de l'année, le nombre des malades a été toujours considérable.

Mais avec les chaleurs, en juillet, août et septembre, le nombre des décès devient considérable ; en août, il est même plus que quadruple du chiffre normal.

Enfin la récapitulation générale au 30 octobre signale un nombre de décès déjà supérieur au chiffre total des années antérieures les plus fécondes en décès.

Voici, d'ailleurs, le tableau mensuel nécrologique de 1859,

en regard duquel nous avons établi le chiffre des naissances :

	naissances.	décès.
Janvier..........	32	32
Février..........	28	22
Mars..........	28	22
Avril..........	15	22
Mai..........	28	18
Juin..........	25	21
Juillet..........	25	46
Août..........	27	95
Septembre....	29	45
Octobre..........	19	41
jusqu'au 30 inclusivement.		
	256	364

Bergerac, ville bien aérée, bien bâtie et située dans un
pays éminemment salubre avait, comme nous l'avons déjà
dit, joui d'une immunité presque complète, à l'égard des
maladies qui avaient jusqu'ici régné dans le département;
ni le choléra, ni la suette miliaire, ni les affections typhoïdes n'avaient pu s'y implanter. C'est à peine si de loin en
loin et accidentellement ces diverses maladies avaient laissé
trace de leur passage, encore elles n'avaient eu aucun caractère infectieux.

A quoi donc attribuer cette révolution soudaine qui,
d'une année à l'autre, renverse toutes les conditions recon-
nues de salubrité, qui faisaient du séjour de cette ville un
des plus sains qui existât?

Cela ne saurait être un mystère pour personne; ce funeste
changement a pour cause positive le barrage de la Dordogne, pratiqué à une minime distance en avant de Bergerac.

L'influence délétère des eaux stagnantes se produit avec
d'autant plus d'intensité que leur corruption est activée et
poussée à un degré particulièrement élevé par les égouts
de la ville qui s'y déversent.

Du reste l'opinion est parfaitement éclairée à cet égard ; elle sait fort bien que la perturbation apportée dans la salubrité publique ne peut être attribuée qu'à ce fâcheux barrage, et tous les vœux tendent à sa destruction.

Nous n'avons donc pas à nous occuper de l'étiologie générale de l'affection multiforme qui a sévi à Bergerac. Elle est complètement spéciale et tout-à-fait dépendante du barrage qui immobilise un grand amas d'eau et change toutes les conditions atmosphériques.

C'est là une source permanente de maladies dont l'année 1859 ne nous a donné, il faut le craindre, qu'un faible spécimen.

Cette localité a été éprouvée par le croup, les angines graves, les affections typhoïdes, les fièvres de mauvais caractère, la dysenterie (1) : qui peut prévoir les autres manifestations morbides qui découleront des mêmes principes, si l'on n'opère de prompts et d'efficaces changements ?

---

(1) Des renseignements ultérieurs qui nous ont été transmis par nos confrères de Bergerac, nous ont appris qu'à l'époque où régnait la dysenterie on avait eu à constater plusieurs cas de choléra.

PUBLICATIONS DU MÊME AUTEUR.

On n'aura jamais une bibliographie ayant toutes les précisions désirables, si chaque auteur ne place pas en tête de ses publications la note exacte de ses écrits.

(H. KUHNHOLTZ).

En 1858.

Aperçu sur l'emploi des anesthésiques dans les accouchements.

Sève de pin maritime.

Influence modificatrice des venins et des virus sur l'organisme.

Sur l'emploi du lait iodé.

Des influences morales sur les femmes enceintes.

Sur les inoculations prophylactiques.

Etiologie des dermatoses du règne végétal et du règne animal.— Médecine comparée.

De la nature cryptogamique du croup.

Examen critique sur l'application des lois de l'histoire naturelle à la médecine légale.

Phytorganies ou maladies parasitaires cryptogamiques. — Médecine comparée.

Des milieux au point de vue Biologique.

Le croup et les angines couenneuses sont-elles un protée des fièvres éruptives?

Examen médico-légal des expériences de Chaussier et des expériences contradictoires de Klein, à propos de cette question : Un enfant peut-il être brusquement expulsé par les contractions de l'utérus, et sa chûte peut-elle amener des fractions du crâne? (En collaboration avec le docteur Alph. Bouché de Vitray).

Sur une modification apportée au forceps (En collaboration avec le docteur Alph. Bouché de Vitray).

Singularité d'origine de la syphilis.

Etude sur les venins et les virus.

Des maladies parasitaires.

Inoculation des venins contre le cancer.

Affections morbides aigues, passagères et substitutives, annihilant des maladies chroniques.

Appréciation critique d'un rapport médico-légal, ayant pour titre : Mémoire consultatif à l'occasion d'un fait d'infanticide; examen d'une cause de mort alléguée fréquemment dans les affaires criminelles de cette nature.

Succussion propre à expulser les corps étrangers arrivés accidentellement dans la trachée ou dans l'œsophage.

Introduction de corps étrangers dans les bronches provoquant la phthisie.

Observation sur l'épidémie d'angine couenneuse qui règne dans le département des Landes.

Quelques mots sur les Prophylaxies.

Note sur le Curare.

Quelques mots à propos de l'inoculation des venins.

La liberté médicale.

Substance absorbante succedanée du plâtre coaltaré.

Traitement des Métro-Péritonites puerpérales.

Pour paraître prochainement.

Étude sur les venins, avec quelques mots sur la zoognosie.

Nouveaux suppositoires vaginaux.

Nouveau traitement du croup et des angines couenneuses.

Réflexions médico-psychologiques et médico-légales sur le procès de Madame et de Mademoiselle Lemoine.

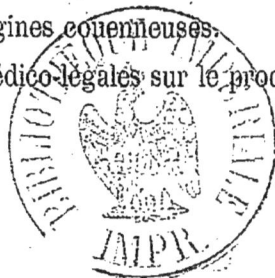

www.ingramcontent.com/pod-product-compliance
Lightning Source LLC
Chambersburg PA
CBHW060500200326
41520CB00017B/4862